BEI GRIN MACHT SICH IHR
WISSEN BEZAHLT

- Wir veröffentlichen Ihre Hausarbeit,
  Bachelor- und Masterarbeit

- Ihr eigenes eBook und Buch -
  weltweit in allen wichtigen Shops

- Verdienen Sie an jedem Verkauf

Jetzt bei www.GRIN.com hochladen und kostenlos publizieren

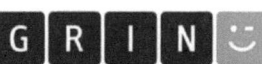

Mario Schröder

Die Verknüpfung von Situationsorientierung und E-Learning in der Pflegeausbildung und im Pflegestudium

Eine Übersicht über nationale und internationale Projekte und Evaluationsergebnisse

GRIN Verlag

Bibliografische Information der Deutschen Nationalbibliothek:

Die Deutsche Bibliothek verzeichnet diese Publikation in der Deutschen National-
bibliografie; detaillierte bibliografische Daten sind im Internet über http://dnb.d-
nb.de/ abrufbar.

Impressum:

Copyright © 2013 GRIN Verlag GmbH
Druck und Bindung: Books on Demand GmbH, Norderstedt Germany
ISBN: 978-3-656-84019-0

Dieses Buch bei GRIN:

http://www.grin.com/de/e-book/284004/die-verknuepfung-von-situationsorientie-
rung-und-e-learning-in-der-pflegeausbildung

GRIN - Your knowledge has value

Der GRIN Verlag publiziert seit 1998 wissenschaftliche Arbeiten von Studenten, Hochschullehrern und anderen Akademikern als eBook und gedrucktes Buch. Die Verlagswebsite www.grin.com ist die ideale Plattform zur Veröffentlichung von Hausarbeiten, Abschlussarbeiten, wissenschaftlichen Aufsätzen, Dissertationen und Fachbüchern.

Besuchen Sie uns im Internet:

http://www.grin.com/

http://www.facebook.com/grincom

http://www.twitter.com/grin_com

UNIVERSITÄT BREMEN

Die Verknüpfung von Situationsorientierung und E-Learning in der Pflegeausbildung und im Pflegestudium

Eine Übersicht über nationale und internationale Projekte und Evaluationsergebnisse

Hausarbeit im Seminar „Planung und Durchführung von Modellen situierten Lernens"

im Wintersemester 2013

Autor: Mario Schröder

Inhalt

1. Einleitung

Veränderte Anforderungen in der Berufswirklichkeit, die zunehmende Selbstverständlichkeit der Nutzung von Social Media und Internet für kommende Auszubildendengenerationen[1] und veränderte gesetzliche Rahmenbedingungen für die Ausbildung haben einen spürbaren Einfluss auf die Pflegeausbildung. Der Einsatz von neuen Informations- und Kommunikations-Technologien im Berufsfeld Pflege, die Forderung nach lebenslangen und selbstgesteuertem Lernen sowie die Verknüpfung mehrerer Lernorte durch die neuen dualen primärqualifizierenden Pflegestudiengänge erfordern ein Umdenken bei der Verwendung von Ausbildungs- und Methodenkonzepten.

Als Reaktion darauf sind in den letzten Jahren neue Lernformen wie das E-Learning immer mehr in den Fokus gerückt. Mittels des Einsatzes neuer Medien und des Internets sind interaktive, vernetzte und von zeitlichen und räumlichen Bedingungen unabhängige Lernangebote möglich geworden. E-Learning-Konzepte etablieren sich daher, neben anderen Zweigen in der Berufspädagogik, zunehmend auch in der Pflegeausbildung (Sailer et al. 2008; Bergjan 2006).

Gleichzeitig sind die Orientierung am fallbasierten Problemlösen und die Ausrichtung von Unterricht an Modellen situierten Lernens in der Pflegeausbildung zu zunehmender Bedeutung gekommen. Mittels konkreten, kontextbezogenen Fallbeispielen aus der pflegerischen Praxis sollen zum einen die Analyse- und Synthesefähigkeiten der Pflegenden verbessert werden, zum anderen ein Bezug zum Lernstoff hergestellt und zugleich der Theorie-Praxis-Transfer erleichtert werden (Sailer et al. 2008: 91).

Im Rahmen des Seminars „*Planung und Durchführung von Modellen situierten Lernens*" im Masterstudium Berufspädagogik Pflegewissenschaft wurde im Wintersemester 2012/2013 eine Verknüpfung beider Schwerpunkte in einer Sitzung beleuchtet.

In dieser Hausarbeit soll, daran anknüpfend, untersucht werden, inwiefern in der pflegerischen Ausbildung oder im Pflegestudium E-Learning-Konzepte mit dem Ansatz des

---

[1] Neue Lernmethoden und –medien, insbesondere webbasierte Lernarrangements, kommen den Alltagsgewohnheiten der Generation der „Digital Natives" entgegen. Darunter sind Personen zu verstehen, die mit dem Internet (und dessen Entwicklung zum Web 2.0) aufgewachsen sind und in der Lage sind Informationen aus verschiedenen Internetquellen (Text, Bild, Video) auf diversen Endgeräten zu verarbeiten (Bernhardt & Kirchner 2007: 20). Die Begrifflichkeit „Web 2.0" wird seit etwa 2004 verwendet und beschreibt eine charakteristische Trendwende der Internetnutzung. Sie ist durch zwei typische Merkmale gekennzeichnet: Zum einen ist sie durch eine technologische Veränderung charakterisiert. Hierzu zählt beispielsweise die vermehrte Open-Source-Ausrichtung vieler Anwendungen. Zum anderen wird durch den Begriff die Entwicklung des passiven Internetnutzers hin zum aktiven Produzenten und Mitgestalter umschrieben (Bernhardt & Kirchner 2007: 18f.).

situierten Lernens verbunden werden und wie etwaige Evaluationsergebnisse solcher Lehr-Lernarrangements ausgefallen sind.

Die Gliederung dieser Hausarbeit umfasst neben dieser Einleitung vier weitere Kapitel. Im nächsten Abschnitt wird die für diese Arbeit verwendete Suchmethodik beschrieben. Danach folgt ein Abschnitt mit Begriffsklärungen. Anschließend werden die in der Literaturrecherche gefundenen Studien vorgestellt und kritisch gewürdigt. Diese Arbeit schließt mit einem Fazit, indem die o.g. Forschungsfrage diskutiert und eine eigene Einschätzung gegeben wird.

2. Methode

Um die forschungsleitende Frage beantworten zu können, wurde eine Literatursuche durchgeführt. Dafür wurden die Online-Datenbanken der Universitätsbibliothek Bremen, FIS Bildung, PUBMED, WISE und CARELIT sowie die Suchmaschinen Google und Google Scholar nach relevanter Literatur abgesucht. Für die Einschlusskriterien ausschlaggebend war, dass die Publikationen im Zeitraum zwischen 2003 bis 2013 und in der deutschen oder englischen Sprache veröffentlicht wurden. Zudem sollten sie frei zugänglich oder über die Universitätsbibliothek Bremen beziehbar sein. Für die durchgeführte Suche wurden die Schlagwörter „E-Learning", „nursing education" und „situated learning" oder „E-learning", „Pflege", „situiertes Lernen" und „Pflegeausbildung" in verschiedenen Kombinationsmöglichkeiten verwendet.

Bei relevanten Treffern wurde der Abstract gelesen. Studien die sich dabei als nicht geeignet herausgestellt haben wurden ausgeschlossen. Insgesamt konnten mit dieser Suchstrategie drei relevante Studien gefunden werden. Eine Veröffentlichung beschreibt ein E-Learning-Projekt in Deutschland und zwei Artikel sind aus dem englischsprachigen Raum.

3. Begriffsabgrenzung

3.1. E-Learning

Unter dem Begriff *E-Learning* („electronic learning"; englisch für „elektronisch unterstütztes Lernen") lassen sich mit Kerres „Lernangebote, bei denen digitale Medien (a) für die Präsentation und Distribution von Lerninhalten und/oder (b) zur Unterstützung zwischenmenschlicher Kommunikation zum Einsatz kommen [...]" zusammenfassen (Kerres in Sostmann et al. 2010: 3). Der Begriff ist im Allgemeinen recht unscharf und schwer abgrenzbar. Daher versucht Rey (2009) sich dem Begriff durch Zuschreibung charakteristischer Eigenschaften anzunähern. Für das E-Learning charakteristisch sind

3

demnach Multimedialität, Multicodalität, Multimodalität und Interaktivität. *Multimedialität* bedeutet, dass Informationen durch verschiedene Medien zugänglich gemacht werden können (E-Books, Audio-Video-Player etc.). *Multicodalität* beschreibt die prinzipielle Vielfalt der Codierungsmöglichkeiten in verschiedenen Medien (Text, Hypertext, Bilder). Mit *Multimodalität* ist die Möglichkeit der Informationsaufnahme mit verschiedenen Sinnen gemeint. Bei E-Learning-Angeboten beschränken sich diese technologiebedingt auf auditive und visuelle Möglichkeiten. Die *Interaktivität* ist dadurch gekennzeichnet, dass Benutzer von E-Learning-Angeboten durch verschiedene Eingriffs- und Steuerungsmöglichkeiten Inhalte selbst bearbeiten oder erstellen können (Rey 2009).

Bernhardt und Kirchner gehen noch einen Schritt weiter und unterscheiden zwischen *E-Learning 1.0* und *2.0*. Bei der ersten Variante werden klassischerweise von Lehrenden Inhalte aufbereitet und auf Servern für die Lernenden zugänglich gemacht. Dabei werden in der Regel Lernplattformen verwendet (Bernhardt & Kirchner 2007: 21). *E-Learning 2.0* ist den Autoren zufolge eine neuere Art des webbasierten Lernens. Dabei steht nicht mehr der vom Lehrenden erstellte Inhalt im Mittelpunkt, sondern qualitativ hochwertiges Internetwissen. Bernhardt und Kirchner verstehen das Internet als einen sich stets weiterentwickelnden „[...] Pool an Informationen (Stichwort: Open Content), [...]" (ebd.: 21). Die Lernenden, so die Idee, können durch die Verwendung von *Social Software*[2] und mit Hilfe ihrer *Persönlichen Lernumgebung* auf diesen Pool zugreifen und ihn gleichzeitig durch eigene Inhalte erweitern. Dabei lösen sich die klassischen Grenzen zwischen Lehrenden und Lernenden auf. Letztere übernehmen eher die Rolle von Tutoren oder Coaches, die als Wegbegleiter Tipps geben, Web-Ressourcen aggregieren und Lernanstöße geben (Bernhardt & Kirchner 2007: 21).

3.2. Blended Learning

Der Begriff *Blended Learning* (englisch: gemischtes Lernen) wird häufig im Kontext von E-Learning erwähnt. Er beschreibt eine Verwendung und Kombination von Präsenzlernsituationen, also Lehr-Lern-Situationen in denen sich Lehrende und Lernende leibhaftig gegenüberstehen, und E-Learning-Angeboten (Bergjan 2006: 275). Die Anwendung von Blended Learning hat sich mittlerweile in vielen Lehr-Lernsettings, im Pflegebereich v.a. in der Fort- und Weiterbildung, etabliert.

---

[2] Social Software dient der Unterstützung der Kommunikation innerhalb menschlicher Netzwerke. Exemplarisch kann an dieser Stelle Software, die das Erstellen von sog. Wikis und Blogs ermöglicht, genannt werden. Durch die Verwendung solcher Kommunikationsdienste können Online-Communities entstehen und fortbestehen (Bernhardt & Kirchner 2007: 19).

3.3. Situiertes Lernen

Für das Konzept des Situierten Lernens ist zentral, dass individuelles Lernen durch eine Gebundenheit an konkrete Situationen in sozialen Kontexten charakterisiert ist (Holoch 2002; Fölling-Albers et al. 2004). Diese Aussage wir im Folgenden näher erläutert und zudem werden einige Vorannahmen zu diesem Ansatz vorgestellt.

Die Vorannahmen zum Situierten Lernen beziehen sich zum einen epistemologisch auf das „Sein" von Wissen. Wissen wird vom Lernenden in Auseinandersetzung mit seiner sozialen Umwelt aktiv konstruiert und ist nicht objektivierbar. Demnach ist Lernen mit anderen Worten also ein aktiver und konstruktiver Prozess und folglich hat dieses Konzept deutliche Bezüge zum *Konstruktivismus* (Gerstenmeier & Mandl 2001: 6). Holoch (2002) weist ferner darauf hin, dass Wissen nicht primär in den Individuen verankert ist, sondern immer in einen *sozialen Kontext* eingebunden ist. Dabei wird es durch die jeweiligen Aktivitäten einer *Kultur*, in der es generiert und angewendet wird, geformt und charakterisiert. Zudem ist dieses Wissen nicht „[...] Endzweck, sondern Werkzeug zum Umgang mit Dingen und sozialen Gegebenheiten." (Holoch 2002: 65). Diesen „Dingen" werden von einer Gemeinschaft geteilten Sinnbedeutungen und Motive zugesprochen, die bei Unstimmigkeiten vorher ausgehandelt wurden. Sie existieren also, wie das o.g. Wissen, nicht für sich oder an sich, sondern werden in gemeinsamen Interaktionen in sozialen Kontexten konstruiert. Das dabei konstruierte Wissen wird durch die Auseinandersetzung der beteiligten Akteure mit vorgefundenen Widersprüchen und durch die Bedeutungsaushandlung bei Kontingenzen ständig verändert und entwickelt sich qualitativ weiter. Das Wissen wird, mit Holoch gesprochen, dialektisch weiterentwickelt (Holoch 2002: 37). Somit wären als weitere Bezugspunkte des Situierten Lernens der *soziale Interaktionismus* und die *Kulturhistorische Schule* zu nennen.

Was ist oben mit Gebundenheit an konkrete Situationen gemeint? Durch die Ausdifferenzierung moderner Gesellschaften gibt es zunehmend Bereiche des sozialen Miteinanders in denen spezifisches Wissen zum Lösen von domänenspezifischen Problemen von Experten herausgebildet wurde. Dieses Wissen über den Umgang mit „Dingen" (Problemen) ist dabei, mit anderen Worten, in einer *aktiven Auseinandersetzung mit der Umwelt* in der Lebenswirklichkeit (Praxis) entstanden und somit an einen Kontext gebunden. Es kann dabei charakteristischer Weise bei Experten einer Domäne vorgefunden werden, ohne dass es zwangsläufig auch systematisch erfasst oder explizit festgelegt worden ist. Dieses situative Wissen kann trotz des *impliziten Charakters* laut Holoch jedoch weitervermittelt und von Lernenden aufgenommen werden (Holoch 2002: 65). Dieses gelingt v.a. dann, wenn dieses Wissen von Experten im Zusammenhang mit konkreten Problemsituationen vermittelt wird. Durch das gemeinsame Handeln mit Experten *und* die *Reflektion über das Handeln* können sich Lernende von Experten ein bereichsspezifisches Wissen aneignen (ebd.: 65).

Es ist daher wahrscheinlich, dass, wenn Wissensbestände aus konkreten Situationen dekontextualisiert und abstrahiert werden, diese als „träges Wissen" mangels Anwendungsbezug vom Lernenden schnell(er) wieder vergessen werden als in Kontexten eingebundene Wissensbezüge. Um träges Wissen zu vermeiden sollte, laut Vertretern des situierten Ansatzes, bei der Gestaltung von Lernsituationen immer ein Bemühen um Authentizität zentral sein. Diese sollten sich demnach an reale Lebensbedingungen und Anwendungssituationen ausrichten (Fölling-Albers et al 2004: 727). Hierbei spielen real erlebte Geschichten aus der Praxis (Narrative) eine große Rolle. Mit Hilfen von Narrativen kann das situative Moment erhalten bleiben und die Situation in eine andere Lernumgebung transponiert werden, ohne dass dabei das situationsspezifische Wissen verloren geht und dekontextualisiert wird (Holoch 2002: 65). Durch Geschichten können laut Holoch Erkenntnisse sowohl beim Erzählenden, als auch beim Zuhörer entstehen. Zudem bekommt Bedeutsames Struktur und wird erinnerbar. Narrative eröffnen außerdem die Möglichkeit der Perspektivenvielfalt, da bei den Zuhörenden eigene Konstruktionen stattfinden. Durch diese Prozesse seien Situationen-transportierende Geschichten, laut Holoch, besonders geeignet, wenn es um die Generierung von gemeinsamen, bedeutungsvollen Wissen geht (ebd.: 65).

4. Ergebnisse der Literatursuche

Werden in der pflegerischen Ausbildung oder im Pflegestudium E-Learning-Konzepte mit dem Ansatz des situierten Lernens verbunden? Sind Evaluationsergebnisse auffindbar? Im folgenden Abschnitt werden die Ergebnisse der Literaturrecherche zur Beantwortung dieser Fragen in gekürzter Form dargestellt und kritisch diskutiert.

4.1. Die Virtuelle Medienwerkstatt Meducare der Charité Berlin

In zwei gefundenen Fachartikeln wurde das Projekt „Virtuelle Medienwerkstatt – Meducare" vorgestellt (Bergjan 2006; Bergjan & Beier 2005). Dieses wurde am Institut für Medizin-/Pflegepädagogik und Pflegewissenschaft der Charité – Universitätsmedizin Berlin konzipiert und verfolgte das Ziel, mit Hilfe von digitalisierten fallgestützten Medienelementen die Integration von problemorientierten Lernen in der Pflegeausbildungspraxis zu fördern. Das Projekt lief von 2004 bis 2006. Beteiligte Partnereinrichtungen waren eine Berufliche Schule in Rostock und Einrichtungen der Akademie der Gesundheit Berlin/Brandenburg. Wichtige Projektbestandteile waren die Entwicklung des didaktischen und technischen Konzepts, die Schulung der Fallautoren und Tutoren und die Koordination und Evaluation der Probleläufe an den Schulen. Letztere waren für die Entwicklung von Lernfällen und Lernhilfen und für die Integration in bestehende Curriculum sowie die Koordination mit Praxisanleitern zuständig. Parallel erarbeitete ein Technikteam die grafische und technische Umsetzung einer Lernplattform. Zusätzlich sorgten Mitarbeiter dieses Bereichs für eine webbasierte Übertragung der Lernfälle und schulten die Fallautoren (Lehrende der Schulen) in technischen Aspekten.

Für die Konstruktion der Lernfälle wurden Narrative aus der pflegerischen Praxis verwendet. Leitendes Prinzip für die Fallentwicklung war dabei die Situationsorientierung (Bergjan 2006: 273). Die Fälle sollten so beschaffen sein, dass sie zum einen Authentizität und Exemplarität gewährleisten können und zum anderen sollte in ihnen das Zusammenwirken verschiedener Experten zum Vorschein kommen. Dadurch konnten verschiede Sichtweisen abgebildet werden (Patienten, Pflegende, Auszubildende, Angehörige anderer Berufsgruppen) und zugleich die Subjektorientierung und die Multiperspektivität von Pflegesituationen berücksichtigt werden. Ein weiteres wichtiges Kriterium für die Fallkonstruktion war die Integration von Problemen aus der pflegerischen Praxis (Bergjan 2006: 273).

Die Fälle wurden didaktisch aufgearbeitet, so dass sie mit Hilfe der Methode des problemorientierten Lernens (POL) bearbeitet werden können. Die pflegerischen Situationen wurden hinsichtlich ihres Problemgehalts analysiert und die Probleme, mögliche Fragestellungen, Themen und potenzielle Lernziele wurden formuliert. Zusätzlich wurde eine thematische Einordnung in das Curriculum und in die Stundenpläne vorgenommen. Die Situationsbeschreibungen und Aufgabenformulierungen wurden in die Programmiersprache HTML übertragen und auf einem Server abgelegt, auf den über das Internet zugegriffen werden kann[3]. Der Aufbau der Lernplattform beinhaltet eine Website mit den digitalisierten Fällen, die mit passenden Bildern unterlegt ist und Hyperlinks aufweist, mit denen der Nutzer zu anderen Perspektiven auf die Situation wechseln kann. Zusätzlich wurden sog. „Tooltips" auf der Website integriert. Dies sind Fenster mit kurzen Zusatzinformationen, wie Fachbegriffe etc., die zu einem besseren Fallverständnis beitragen sollen. Die Lernenden können des Weiteren über einen Button ins digitale „Lernbüro" gelangen. Dort sind Ordner abgelegt, in denen fallrelevante und medial aufbereitete Lernhilfen abgespeichert wurden, wie

---

[3] http://www.charite.de/meducare/ (Zugriff am 13.03.2013).

7

z.B. Anamnesen, Stammblätter, Hyperlinks zu Studien und Grundlagentexte (Bergjan 2006: 273 f.).

Die Fälle wurden in Lerngruppen in POL-Arbeitsphasen nach einem festgelegten Arbeitsschema bearbeitet („Siebensprungmethode", siehe Bergjan 2006: 274). Hierbei wurde das Prinzip des *Blended Learning* angewandt, bei dem Gruppenarbeitsprozesse mit Selbstlernphasen im virtuellen Klassenraum der Meducare-Website verknüpft werden können. Eine Evaluation des Projekts war geplant (ebd.: 275). Die Evaluationsergebnisse wurden offenbar nicht publiziert und können daher hier nicht dargestellt werden. Ob die im Artikel genannten Partnerschulen oder andere Einrichtungen gegenwärtig mit der Meducare-Website arbeiten, kann nicht gesagt werden[4].

Dieses Projekt deutet an, dass durch Narrative erzeugte Fälle in digitale Lernsettings übertragen werden können und um relevante Zusatzinformationen angereichert werden können. Zudem eignen sich derartige Lernplattformen offenbar um POL-Lernsitzungen einzuleiten und um dabei die Fallsituationen einzuführen und anschaulich auszuleuchten. Es ist vorstellbar, dass eine gewünschte Perspektivenvielfalt durch das Verlinken der verschiedenen Perspektiven auf eine Fallsituation erzeugt werden kann. Ob dieses von den Rezipienten auch so empfunden wird, bleibt hier jedoch unklar. Publizierte Ergebnisse der Projektevaluation wären an dieser Stelle wünschenswert. Aus meiner Sicht wurde der Einsatz von E-Learning-Phasen bei diesem Projekt in geeignetem Ausmaß in die Präsenzlernphasen integriert. So werden Vorteile beider Lernmöglichkeiten für POL-Sitzungen fruchtbar genutzt.

Kritisch anzumerken ist, dass es für das Betreiben einer servergestützten Lernplattform eines gewissen *technischen Know-Hows* bedarf. Es müssen immerzu Daten gepflegt und verwaltet werden, Server müssen gewartet werden, entsprechende Kapazitäten bereitgestellt werden und Texte, Videos etc. in Programmiersprache übersetzt und auf die Website eingespeist werden. Es kann nicht davon ausgegangen werden, dass Lehrkräfte dieses spezifische Fachwissen mitbringen. Ebenso wenig kann erwartet werden, dass Mitarbeiter der IT-Abteilungen von Kooperationseinrichtungen wie Krankenhäuser etc. etwaige Serverwartungen und Content-Einspeisung gewährleisten können. Gegebenenfalls ist dieses nur mit externem IT-Fachpersonal möglich und daher bei entsprechend häufiger Nutzung wohlmöglich auch eine Kostenfrage. Eine alternative Lösung läge in der *Spezialisierung von Lehrkräften im Bereich IT-Management/E-Learning*. Im Rahmen von Fortbildungen könnten sie sich Kompetenzen aneignen um die o.g. Anforderungen bewältigen zu können und um E-Learning-Konzepte

---

[4] Eine diesbezügliche Email-Anfrage blieb unbeantwortet. Die Website ist nach wie vor erreichbar (s.o.). Interessenten können dort in einem eingeschränkt nutzbaren Demonstrationsbereich Einblicke in den Aufbau und Struktur der Lernplattform bekommen – d. Verf.

nachhaltig in den Unterrichtsalltag zu integrieren. Zudem wäre auf der technischen Seite die Nutzung von webbasierten Open-Source-Angeboten, wie freizugängliche Wikis oder Blogs, abzuwägen. Diese sind in der Regel kostenfrei (da werbefinanziert), von diversen Endgeräten zugänglich und die Nutzung ist für Lehrende und Lernende relativ leicht erlernbar. Kosten werden auch dadurch eingespart, dass dabei keine eigenen Server betrieben werden müssen. Zudem ist das Erlernen von Programmiersprache nicht notwendig, da diese Angebote in der Regel intuitiv gestaltet werden können und mediale Elemente wie Videos etc. vergleichsweise leicht eingebunden werden können.

4.2. Situationsorientiertes E-Learning an einer irischen Universität

In einer Studie aus Irland wurde die Einführung eines *fallbasierten E-Learning-Moduls für die Ausbildung von Rettungssanitätern* („advanced paramedics") evaluiert (Ellis & Collins 2012). Die E-Learning-Module wurden im Rahmen einer Pilot-Studie an 72 schon ausgebildeten advanced paramedics angewendet und sollen zukünftig in der Ausbildung eingesetzt werden. Für die Pilotstudie wurden fünf Module der Ausbildung als für geeignet befunden (siehe Ellis & Collins 2012: 98). Für diese Module wurden Lernziele entwickelt. Anhand dieser wurden Situationen aus dem typischen Arbeitsalltag von Rettungssanitätern konzipiert und Fallartig in Videosequenzen nachgestellt. Dabei werden den Nutzern neue und schon bekannte Lerninhalte präsentiert. Zudem wird jede Lerneinheit und -Situation durch Interviews mit erfahrenen Rettungssanitätern ergänzt. Diese kommentieren das Geschehen und geben eigene Praxiserfahrungen im Kontext des Gezeigten wieder. Zudem werden die Lernschritte durch einen Video-Tutor begleitet, der, einem Lehrer ähnlich, Lernschritte kommentiert und Instruktionen gibt (ebd.: 97).

Ziel ist, neben der Einübung von Selbstlern-Kompetenzen, dass die zukünftigen Auszubildenden anhand der E-Learning-Module Kompetenzen bei der Kritischen Beurteilung („critical appraisal"), für die Handlungs-Reflexion („reflective practice") und für die klinische Entscheidungsfindung („clinical decision-making") herausbilden (ebd.: 97).

Während der vierwöchigen Pilotphase, von der hier berichtet wurde, konnten 72 Rettungssanitäter die unterschiedlichen Module testen. Anschließend wurden sie in Fragebögen mit offenen und geschlossenen Antwortmöglichkeiten nach ihrer Einschätzung befragt, wobei 51 Fragebögen ausgewertet werden konnten. Die wichtigsten Ergebnisse werden hier kurz zusammengefasst.

9

Alle Teilnehmer gaben an, von dieser Maßnahme profitiert zu haben und der größte Teil der Befragten schätzten das Lernen mittels dieser E-Learning-Methode als wertvoll ein. So gaben beispielsweise die meisten der Befragten an, ein besseres Verständnis in den Bereichen Kritisches Beurteilungsvermögen (78,3 %), Handlungs-Reflexion (85 %) und zu fachlichen Inhalten erlangt zu haben (Ellis & Collins 2012: 99). Für 93,4 % der Befragten war das Gezeigte in ihrem Alltag relevant und die Inhalte wurden so dargestellt wie sie in der Klinik vorkommen. Leicht über 90 % der Teilnehmer würden anhand des Gelernten zudem zukünftig einige Aspekte in der Praxis anders durchführen. Auf diese Art Informationen in den Wissenstand zu integrieren war für 68 % der Befragten angenehm („enjoyable"), 25,5 % stimmten dieser Aussage jedoch nicht zu. Für 22 % der Rettungssanitäter war außerdem das Ausmaß an Interaktionsmöglichkeiten in der Lernsoftware zu gering und einige hätten sich tiefergehende Informationen zu den Themenkomplexen gewünscht. Beides soll laut den Autoren in einer Softwarerevision vor der Implementierung in die reguläre Ausbildung berücksichtigt werden (ebd.: 99). 83 % befanden die Präsentationen und das Handling als zufriedenstellend. 94 % der Nutzer äußerten sich speziell sehr positiv über das Fallbasierte Lernen (Ellis & Collins 2012: 100). Die Lernbarkeit des dargebotenen Materials empfanden knapp 82 % der Teilnehmer als sehr gut, das Forscherteam nahm jedoch auch zur Kenntnis, dass es Nutzer gab (knapp 15 %), die ein deutliches technologische Lernhindernis („technological barrier") wahrgenommen haben bei dieser Lernmethode (ebd.: 100). Dies müsse weiter erforscht werden. Mit den On-Screen-Präsentatoren waren 84 % der Befragten sehr zufrieden, dadurch wurde bei einigen Beteiligten ein Vis-a-vis-Gefühl erzeugt. 93 % der Teilnehmer hätten sich zum Ende des jeweiligen Moduls einen Test über das Themengebiet gewünscht (ebd.: 102).

Diese Studie deutet an, dass E-Learning-Module, die auf fallbasiertes Wissen aufbauen, in der Ausbildungspraxis von Auszubildenden in Gesundheitsberufen *anerkannt und geschätzt* werden. Ein Großteil der Nutzer zeigte sich zufrieden, es gab jedoch auch Kritik an der Methode. Besonders gelungen scheint die Integration von in der Praxis vorkommenden Fällen in die Lernmodule zu sein. Diese haben für *Anknüpfungspunkte* gesorgt und den Lernenden die *Identifikation mit dem Lernstoff* scheinbar erleichtert. Zudem haben offenbar die Videosequenzen und die abspielbaren Experteninterviews sowie der Lernassistent zur Authentizität beigetragen.

Trotz der Tatsache, das es für einige von Vorteil sein kann, mit den E-Learning-Instrumenten individuell und zu selbst gewählten Zeitpunkten zu lernen, ist es nicht zu übersehen, dass es wohlmöglich Typen an Lernern gibt, die selbstgesteuertes E-Learning nicht anspricht. Sie empfinden „das Starren" auf einen Monitor als *technologische Barriere*. Einige lernen zudem wohlmöglich bevorzugt in Gruppen oder mit mehr Interaktionsmöglichkeiten. Dieses sollte weiter erforscht werden und deutet an, dass nicht einseitig auf E-Learning-Methoden gesetzt werden sollte, sondern elektronisches Lernen *in mit den Lernenden auszuhandelnden Dosierungen* eingesetzt werden sollte.

In welcher Form die E-Learning-Elemente in diesem Projekt distribuiert worden sind, geht aus diesem Artikel nicht hervor. Die Ergebnisse sind m.e. auf die Pflegeausbildung übertragbar, da Rettungssanitäter ähnlichen interaktionistischen Handlungssituationen ausgesetzt sind wie Pflegende.

4.3. Situationsorientiertes E-Learning an einer australischen Universität

In einer anderen gefundenen Studie (Hoffman et al. 2011) wird von der Implementierung einer E-Learning-Lernplattform zur Entwicklung klinischer Urteilsfähigkeit für Pflegestudierende an einer Universität in Australien berichtet. Das Projekt hatte zum Ziel, mit der Einrichtung einer E-Learning-Plattform Fachwissen zu vermitteln und die klinische Urteilskraft („clinical reasoning") mittels digital vermittelter Fallanalysen zu stärken (ICDSF = Intercative Computerised Decision Support Framework) (Hoffman et al. 2011: 588). Zur Fallgenerierung wurden Narrativa aus der Praxis verwendet. Die Fallsituationen wurden auf bildungshaltige Inhalte hin analysiert. Dabei wurde besonderes Augenmerk auf die verwendete Sprache, explizierte Denkprozesse und Pflegetechniken der Pflegeexperten gelegt (Hoffman et al. 2011: 588 f.). Die erstellten Fallsituationen wurden in eine für die Studierenden bekannte digitale Lernplattform übertragen. Diese ermöglichte den Nutzern zwei fiktive Patienten beim jeweils unterschiedlichen Erleben der individuellen Krankheitsgeschichte in Gesundheitseinrichtungen zu begleiten. Dabei konnten sie in unterschiedlichen Situationen mit den Patienten fiktiv interagieren, wobei die Folgen von getroffenen Entscheidungen und durchgeführten Handlungen Konsequenzen für den weiteren pflegerischen Betreuungserfolg haben können. Für die Gestaltung der interaktiven Pflegesituationen sollten die Studierenden eine Heuristik zur Pflegeplanung („clinical reasnoning cycle"[5]) anwenden. Die theoretischen Grundlagen und der Umgang mit dieser Heuristik wurden den Studierenden anhand der Lernplattform vor den jeweiligen

---

[5] Hierbei handelt es sich um einen modellhaften Problemlösungsprozessregelkreis bei dem der Pflegeprozess in seinen typischen Schritten abgebildet wird. Hier wird ein Acht-Phasen-Modell verwendet, welches aus den Teilschritten Datensammlung, Datenverarbeitung, Problemidentifizierung, Zielsetzung, Durchführung, Ergebnisevaluation, Prozessreflektion /Lernpotential sowie Patientenperspektive („consider the patient situation") besteht (siehe Hoffman et al. 2011: 589).

Fallbearbeitungen vermittelt (Hoffman et al. 2011: 589). Um einen „*cognitive overload*"[6] zu vermeiden, wurden die einzelnen Schritte bei der Fallbegleitung (analog den Schritten der Heuristik) sequentiell durchgeführt. Die einzelnen Lernschritte werden im Artikel detailliert beschreiben (Hoffman et al. 2011: 590 - 592). Die Unterrichtseinheit wurde im Anschluss systematisch mittels einer Umfrage (n = 320) analysiert. Zudem wurden Testergebnisse dieser Kohorte mit denen der vorangegangenen Kohorte verglichen, die nicht mit dem ICDSF gearbeitet haben (Hoffman et al. 2011: 592). Bei der Auswertung der Fragebögen hat sich gezeigt, dass 70 % der Befragten Interesse an den verwendeten Fall-Situationen hatten. Für 84 % der Studierenden waren die eingesetzten Szenarien hilfreich für das Lernen und 72 % äußerten sich dahingehend, dass sie durch die Situationen zum Lernen motiviert worden sind. 79 % gaben zudem an, durch die Lernmethode verbesserte Fähigkeiten bei der klinischen Entscheidungsfindung erlangt zu haben. 81 % der Lernenden befanden, dass sie durch die fiktiven Fälle Verschlechterungen von Patientenbefindlichkeiten („patient deterioration") in ihrem pflegerischen Alltag während der Praxiseinsätze eher bemerken würden. 83 % der Nutzer waren der Meinung dass die verwendeten Fälle authentisch gewesen sind. Die Studenten gaben zudem an, zufrieden mit dieser Lernmethode gewesen zu sein. Hierbei spielte insbesondere die Möglichkeit, in einem eigenen Tempo lernen zu können, eine große Rolle (Hoffman et al. 2011: 592).

Es gab jedoch auch kritische Rückmeldungen zu verzeichnen. Diese wurden nicht quantitativ dargestellt. Die Antworten bezogen sich darauf, dass einige Studierende mit dieser Methode nicht so gut lernen können wie vergleichsweise im klinischen Praxiseinsatz. Zudem bevorzugten einige den Unterricht von Angesicht zu Angesicht mit den Lehrenden. Andere beklagten Schwierigkeiten im technischen Umgang mit der Lernplattform (ebd.: 593).

Bei einem Vergleich von Testergebnissen mit denen der Vorgängerkohorte schienen die mit dem ICDSF-lernenden Studenten in einigen Bereichen etwas besser abgeschnitten zu haben. So zeigte sich etwa das Verständnis von bestimmten Krankheitsbildern verbessert (55 % statt 50 %[7]), ein Kompetenztest zu reflektierten Lernen („reflective learning") ergab aber ein schlechteres Abschneiden (45 % statt 51% konnten auf einer höheren Ebene reflektieren).

---

[6] Die Gefahr eines „cognitive overloads", einer kognitiven Überforderung, besteht grundsätzlich bei der Verwendung von E-Learning-Modellen und wird bei der Verwendung von komplexen Szenarien noch verstärkt. Dies kann dadurch geschehen, dass Lernende neben der Verarbeitung der Informationen auch strukturelle Herausforderungen durch die Navigation innerhalb der Lerninhalte lösen müssen und Systemfunktionen bei der Bedienung beherrschen müssen. Daher sollten, je nach Lerngruppe, entsprechende Lernangebote sequentiell dargeboten werden (Sailer et al. 2008: 93).
[7] Es wird dabei nicht klar, wie diese Zahlen einzuordnen sind (siehe Hoffman et al. 2011: 593).

Dieses müsste trotz der anderen, eher positiven Erfahrung mit der Lernplattform laut den Autoren dringend näher untersucht werden (Hoffman et al. 2011: 593).

Abschließend kann gesagt werden, dass durch die o.g. zahlreichen positiven Ergebnisse dieser Projektevaluation suggeriert wird, dass sequentielles, fallbasiertes elektronisches Lernen zur Verbesserung des klinischen Einschätzungsvermögens bei den Studierenden beliebt und erfolgsversprechend ist. Die Ergebnisse sind dahingehend zu interpretieren, dass sich elektronisches Lernen und eine situative Fallausrichtung wie hier gezeigt *fruchtbar kombinieren* lassen.

Auffällig ist jedoch, dass bei der Beschreibung der kritischen Standpunkte lediglich einzelne Aussagen aufgeführt wurden und keine quantitativen Angaben gemacht wurden. Wie viele Studienteilnehmer sich kritisch zu Teilaspekten geäußert haben, kann daher nicht gesagt werden. Warum sich die Autoren der Studie zu solch einer Vorgehensweise entschlossen haben bleibt unklar und muss kritisiert werden. Dadurch entsteht m.E. ein einseitig positiver Eindruck von diesem Forschungsvorhaben. Es ist möglich, dass die eine große Anzahl Studierender mit Teilaspekten unzufrieden war und dieses nicht veröffentlicht werden sollte. Zudem werden, im Vergleich zu den vorherigen hohen Zufriedenheitswerten, nur wenige Vergleichsergebnisse der in Abschluss-Tests verglichenen Kohorten wiedergegeben. Auch dieses wird nicht näher erläutert.

5. Fazit

Zusammenfassend muss festgestellt werden, dass auch in der Pflegeausbildung (oder im Pflegestudium) situiertes Lernen mit E-Learning-Methoden kombiniert werden. Aber es zeigte sich dabei, dass scheinbar nur wenige Studien über situationsorientierte E-Learning-Projekte veröffentlicht worden sind. Daraus schließe ich, dass die Verknüpfung beider Konzepte, zumindest in der Pflegeausbildung in Deutschland, noch *nicht weit verbreitet* ist. Es muss jedoch die Einschränkung gemacht werden, dass eventuell nicht alle Studien mit der verwendeten Suchmethodik gefunden worden sind.

Zum anderen zeigte sich bei der Sichtung der gefundenen Literatur, dass nur die zwei nicht-deutschen Artikel *Evaluationsergebnisse* vorweisen konnten. Systematische Auswertungen von Lehr-Lernarrangements können Rückschlüsse auf die Qualität der Unterrichtseinheit und auf die Akzeptanz von Lernenden geben. Ferner können sie auf die Relevanz und auf das Verständnis des Dargebotenen schließen lassen und sollten daher möglichst häufig bei der Erprobung neuer Lernmethoden eingesetzt werden. Zudem kann die Veröffentlichung von Evaluationsergebnissen in Fachmagazinen Lehrenden eine Orientierung bei der Verwendung neuer Lernmethoden geben. Sie können eigene Ideen mit bereits bewährten Modellen situationsorientierten E-Learnings verknüpfen und nebenher einen Überblick über vorhandene best-practice-Modelle bekommen. Daher ist ein wichtiges Forschungsdesiderat, dass auch im deutschsprachigen Raum eingesetzte E-Learning-Plattformen, die einen situationsorientierten Ansatz berücksichtigen, auf ihre Wirksamkeit und Qualität hin untersucht werden sollten. Mit den Lernplattformen Meducare (Bergjan 2005/2006) und dem Soon-Trainer (Sailer et al. 2008) haben auch hierzulande fallbasierte und situationsorientierte E-Learningplattformen Einzug in die Pflegeausbildung erhalten. Die Meducare-Plattform scheint mit ihrer expliziten Orientierung am problemorientierten Lernen und die Integrierbarkeit in POL-Sitzungen großes Potenzial zu besitzen. Zudem ist es auf den hier favorisierten Blended-Learning-Ansatz ausgerichtet. Der Soon-Trainer, eine weitere fallbasierte E-Learning-Plattform, wird bei Sailer et al. (2008) erwähnt, dort aber nicht detailliert erläutert[8]. Inwieweit beide in deutschsprachigen Lerneinrichtungen verbreitet sind und tatsächlich genutzt werden ist nicht bekannt. Ferner wäre interessant welche Kompetenzen durch den Einsatz dieser oder ähnlicher Lernsoftware gefördert werden könnten. Dieses sollte in weiteren Studien untersucht werden.

Werden die Evaluationsergebnisse der hier vorgestellten E-Learning-Projekte zusammengefasst, so entsteht folgendes Bild: Wenn authentische Fälle eingesetzt werden, können auch vor dem PC problemhaltige Situationen aus der Pflegepraxis „zum Leben erweckt" werden. Zudem kann der Kontext zum zu Lernenden erhalten werden. Dies ist durch die vielen *Interaktionsmöglichkeiten* innerhalb der Software der Lernplattformen sowie anhand der *medialen Untermalung* durch Bilder und Videos möglich und scheint Lernende anzusprechen. Dadurch können sie kritisches Beurteilungsvermögen und klinische Urteilskraft erlangen und sich zudem Fachwissen kontextbezogen erschließen. Die Ergebnisse von Hoffman et al. (2011) und Ellins & Collins (2012) deuten dieses an. Dabei war hilfreich, dass es On-Screen-Tutoren oder Expertenbegleitung durch Videoeinspielungen gab (Ellins & Collins 2012) und die Lernphasen in Sequenzen eingeteilt wurden, um einen sogenannten cognitive-overload-Effekt zu vermeiden (Hoffman et al. 2011). Die hohen Zufriedenheitswerte mit der Methode zeigen in beiden Studien ferner, dass diese Methoden *die Lernenden erreicht* und sie *zum Lernen motiviert*. Besonders der Aspekt der *Selbststeuerung der Lernprozesse* scheint hier eine gewichtige Rolle zu spielen.

---

[8] Siehe http://soon-systems.de/course/view.php?id=5 (zugegriffen am 13.03.2013).

14

Einige Forschungsergebnisse lassen jedoch erkennen, dass mit der Verwendung von situationsorientierten E-Learning-Methoden in der Pflegeausbildung/im Pflegestudium auch problematische Aspekte einhergehen. Es scheint *Typen von Lernenden* zu geben, die sich mit der Abwesenheit einer Lernperson oder eines Lerntutors unwohl zu fühlen scheinen. Zudem mag es Lernende zu geben, die besser in realen oder nachempfundenen klinischen Situationen, anstelle von digitalen Lernräumen, lernen können. Diese bieten mehr Sinneserfahrungen als vor dem Computer vermittelte Pflegesituationen. Dieses berührt auch einen, aus meiner Sicht, starken Kritikpunkt bei E-Learning-Modellen. Hülsken-Gieseler (2008) kritisiert, dass mit den E-Learning-Szenarien häufig eine *„Entsinnlichung der (Lern)Erfahrung"* und dadurch eine unnötige Abstrahierung von in der Pflege erlebten Phänomenen einhergehen würden (Hülsken-Gieseler 2008: 4). Ihm nach sind individuell erlebte körperlich-leibliche Erfahrungen lernwirksam und würden in der Pflege zu beobachtende Phänomene, wie Schmerz, Ekel und Trauer, besser verständlich werden lassen, als wenn diese lediglich in abstrahierter Beschreibung vermittelt werden. Er führt dieses Argument noch weiter aus und sagt, dass durch den E-Learning-Einsatz lediglich die Fernsinne (Sehen und Hören) zum primären Bezugspunkt des Lernprozesses werden. Die für den Beziehungsaspekt von Pflegerischen Interaktionssituationen wichtigen *Nahsinne* (wie Geruch, Geschmack, Haptik & Temperaturempfinden) werden nicht angesprochen. Es besteht die Gefahr, dass die Bedeutung dieser Nahsinne in der Pflege durch einen überwiegenden Einsatz von „distanzierten" E-Learningmethoden verloren gehen könnte (Hülsken-Gieseler 2008: 6). Dies kann dazu führen, dass die Pflegenden einer „[…] unmittelbaren körperlich-leibliche Affiziertheit als Voraussetzung eines situativen Fallbezugs […] systematisch entwöhnt […]" werden (ebd.: 6). Dies könnte erklären, warum sich einige Studierende in der Studie von Ellis & Collins (2012) bei dem Nachspüren des Falles durch eine „technologischen Barriere" gestört gefühlt haben.

Ein weiterer, nicht zu vernachlässigender Kritikpunkt besteht darin, dass für die Pflege relevante Wissensformen mit E-Learningmethoden nur sehr eingeschränkt weitergegeben können und daher weiter verdrängt werden könnten. Hülsken-Giesler zufolge, kann *Personales Wissen*[9] nur durch Formen informellen Lernens, also durch Erfahrung in der Praxis oder Beobachtungen von Experten, erworben werden. Formale E-Learning-Settings sind eher ungeeignet für die Weitergabe dieses Wissens und eher für die Weitergabe

---

[9] Personales Wissen schließt die Wissensformen „Handlungswissen", „intuitives Wissen" und „begriffliches Wissen" ein. Diese Wissensformen sind an körperlich-leibliche Erfahrungen gebunden sowie an die Einbindung in die unmittelbare Lebenspraxis. Sie sind zu unterscheiden vom *öffentlichen oder objektivierbaren Wissen*, welches als „verbalisierbares und formalisierbares Wissen" organisiert und in institutionalisierten Lernkontexten vermittelt werden kann (Hülsken-Gieseler 2008: 6 f.).

öffentlichen Wissens einzusetzen. Um diesen Aspekt zu berücksichtigen, scheinen mir andere situative Lernansätze in der Pflege, wie die Arbeit mit Simulationspatienten, geeigneter. Zudem sind technische Belange zu bedenken. Das Bereitstellen von Serverkapazitäten und die Wartungsarbeiten sowie die Programmierung von Lernsoftware können kostspielig und zeitaufwändig sein. Geeignete Alternativen sehe ich in der Verwendung von frei zugänglichen Webtools. An dieser Stelle sei auf Bernhardt und Kirchner (2007) verwiesen, die einen umfangreichen Einblick in alternative Angebote in ihrer Forschungsarbeit bieten[10].

Ich schließe diese Arbeit mit dem Fazit, dass E-Learning-Konzepte und der Situationsansatz eine für die Pflegeausbildung (respektive für das Pflegestudium) fruchtbare Kombination darstellen. Bei dem Einsatz sollte eine Kombination mit Präsenzphasen (im Sinne des Blended Learning) gewählt werden, um auch andere für die Pflege wichtigen Wissensformen nicht zu vernachlässigen. Grundsätzlich ist mit Bergjan zu sagen, dass bei allen Bemühen um die Integration von E-Learning in den Unterricht nicht vergessen werden sollte, dass die Technik im Dienste der Didaktik steht und nicht zum Selbstzweck werden sollte (Bergjan 2006: 275).

---

[10] Zudem wird auf der ständig aktualisierten Website von Thomas Bernhardt (http://www.elearning2null.de/) über neue Erfahrungen im praktischen Umgang mit Webtools und Lernen berichtet.

6. Quellen

Bergjan, M. (2006): *Meducare – Mediengestützte problemorientierte Lerneinheiten für die Pflegeausbildung*. In: PrInterNet – Pflegepädagogik 5/06. S. 271 – 275.

Bergjan, M. & Beier, J. (2005): *Problemorientiertes Lernen mit neuen Medien: Das Projekt "Meducare"*. In: Pflegezeitschrift. 58 (9). S. 576 - 579.

Bernhardt, T. & Kirchner, M. (2007). *E-Learning 2.0 im Einsatz.* „Du bist der Autor!" - Vom Nutzer zum WikiBlog-Caster. Hülsebusch-Verlag, Boizenburg.

Ellis, R. & Collins, N. (2012). *Scenario-based electronic learning: a viable educational method.* In: Journal of Paramedic Practice. Vol. 4 (2). S. 96 – 104.

Fölling-Albers; M.; Hartinger; A.; Mörtl-Hafizovic, D. (2004): *Situiertes Lernen in der Lehrerbildung*. In: Zeitschrift für Pädagogik. 50 (2004). Heft 5. S. 727 – 747.

Gerstenmaier, J. & Mandl, H. (2001). *Methodologie und Empirie zum Situierten Lernen* (Forschungsbericht Nr. 137). München: Ludwig-Maximilians-Universität, Lehrstuhl für Empirische Pädagogik und Pädagogische Psychologie. http://epub.ub.uni-muenchen.de/245/1/FB_137.pdf (abgerufen am 06.03.2013).

Hoffman, K.; Dempsey, J.; Levett-Jones, T.; Noble, D.; Hickey, N.; Jeong, S.; Hunters, S.; Norton, C. (2011).The design and implementation of an Interactive Computerised Decision Support Framework (ICDSF) as a strategy to improve nursing students' clinical reasoning skills. In: Nurse Education Today. Vol. 31 (6). S. 587 - 594.

Holoch, E. (2002). *Situiertes Lernen und Pflegekompetenz.* Entwicklung, Einführung und Evaluation von Modellen Situierten Lernens für die Pflegeausbildung. Verlag Hans Huber, Bern.

Rey, G.D. (2009). *E-Learning.* Theorien, Gestaltungsempfehlung und Forschung. Verlag Hans Huber, Bern.

Sailer, M.; Seitz, A.; Traue, H.C. (2008*). Fallbasiertes E-learning in der Pflege.* In: Pflegewissenschaft. Vol. 10 (2). S. 91 - 98.

Sostmann, K.; Tolks, D.; Fischer, M. (2010). *Serious Games for Health:* Spielend lernen und heilen mit Computerspielen? In: GMS Medizinische Informatik, Biometrie und Epidemiologie. Vol. 6 (2). S. 1 - 8.

7. Glossar

ICDSF = Intercative Computerised Decision Support Framework

m.E. = meines Erachtens

o.g. = oben genannt

E-Learning = elektronisches Lernen

POL = problemorientiertes Lernen

v.a. = vor allem